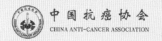

中国抗癌协会
CHINA ANTI-CANCER ASSOCIATION

脑胶质瘤

中国肿瘤整合诊治指南(CACA)

CACA GUIDELINES FOR HOLISTIC INTEGRATIVE MANAGEMENT OF CANCER

2022

丛书主编 ◎ 樊代明

主　编 ◎ 江涛

U0244980

天津出版传媒集团
天津科学技术出版社

图书在版编目(CIP)数据

中国肿瘤整合诊治指南. 脑胶质瘤. 2022 / 樊代明丛书主编 ; 江涛主编. -- 天津 : 天津科学技术出版社, 2022.5

ISBN 978-7-5576-9985-7

Ⅰ. ①中… Ⅱ. ①樊… ②江… Ⅲ. ①脑肿瘤—神经胶质瘤—诊疗—指南 Ⅳ. ①R73-62

中国版本图书馆 CIP 数据核字(2022)第 064622 号

中国肿瘤整合诊治指南. 脑胶质瘤. 2022
ZHONGGUO ZHONGLIU ZHENGHE ZHENZHI ZHINAN.
NAO JIAOZHILIU.2022

策划编辑： 方　艳

责任编辑： 张建锋

责任印制： 兰　毅

出　　版： 天津出版传媒集团
　　　　　天津科学技术出版社

地　　址： 天津市西康路 35 号

邮　　编： 300051

电　　话： (022)23332390

网　　址： www.tjkjcbs.com.cn

发　　行： 新华书店经销

印　　刷： 天津中图印刷科技有限公司

开本 787×1092　1/32　印张 2.625　字数 30 000

2022 年 5 月第 1 版第 1 次印刷

定价：32.00 元

丛书主编

樊代明

主　编

江　涛

副主编

马文斌　蒋传路　尤永平　毛　颖　邱晓光

康春生　李　刚　毛　庆　杨学军　秦智勇

刘志雄　王伟民　魏新亭　李文斌　刘云会

于如同　余新光　康德智　牟永告

编写组组长

王　磊　张　伟

编　委（姓氏笔画排序）

王　政　王引言　王志亮　王　裕　王　樑

方晟宇　刘　宇　刘彦伟　李守巍　李连旺

李冠璋　杨　沛　吴陈兴　张传宝　张　忠

陈宝师　单　侠　保肇实　柴睿超　游　赣

樊　星　颜　伟

目录

第 一 章

概述

脑胶质瘤（Glioma）是一种起源于神经胶质细胞的肿瘤，是最常见的原发性颅内肿瘤，约占所有脑肿瘤和中枢神经系统肿瘤的30%，以及所有恶性脑肿瘤的80%。脑胶质瘤具有高致残率、高复发率特征，严重威胁患者生命，影响患者生活质量，给患者个人、家庭乃至社会带来沉重的经济和心理负担。

随着分子遗传学检测技术的进步和大量临床试验的开展，脑胶质瘤的分型越来越清晰，传统诊疗方案及新型诊疗方案也逐渐精确化、标准化。针对中国人群，本指南结合国内长期以来的脑胶质瘤研究成果和国际最新进展，旨在形成适合中国医生的、针对中国人群的脑胶质瘤临床诊疗指南，使国内相关从业人员能够与时俱进，更好地服务于脑胶质瘤患者，并推进国内脑胶质瘤临床医学与基础研究发展。

— 第二章 ————————————

流行病学

根据全球最新统计，2016年全球累计有330000例中枢神经系统肿瘤病例和227000例死亡病例。中国是中枢神经系统肿瘤发生病例和死亡病例最多的三大国家之一。胶质瘤是中枢神经系统原发恶性肿瘤中最常见的组织学类型，它来源于星形胶质细胞、少突胶质细胞和室管膜胶质细胞，全世界每年每10万人中约有5~6例发病。男性发病率约为女性发病率的1.5~1.6倍。恶性胶质瘤的总体预后与患者年龄、基础状况、肿瘤级别、肿瘤部位、切除程度、分子变异、治疗反应和社会家庭等多种因素相关。总体来讲，中国人群低级别胶质瘤（WHO 2级）、间变性胶质瘤（WHO 3级）和胶质母细胞瘤（WHO 4级）的中位生存时间分别约为78.1、37.6和14.4个月。

第三章

诊断与评估

第一节 临床表现

脑胶质瘤缺乏特异性临床症状，主要包括颅内压增高、神经功能和认知功能障碍以及癫痫发作。

1 颅内压增高

主要由肿瘤占位效应引起，表现为头痛、呕吐和视乳头水肿。头痛是颅内压增高最常见的表现形式，部位多在额部和颞部，可向前后扩散，头痛程度与颅内压增高程度密切相关，并可随肿瘤生长进行性加重。头痛剧烈时可伴恶心及喷射性呕吐，严重者可导致体重下降和水电解质紊乱。颅内压增高患者查体可见视乳头充血、水肿，长期颅内高压者可继发视神经萎缩，导致视力下降甚至失明。急性颅内压增高可引发意识障碍、基础生命体征不稳等脑疝相关征象，危及患者生命。

2　神经功能和认知功能障碍

脑胶质瘤可直接刺激、压迫和破坏大脑皮层及皮层下结构，导致神经功能和认知功能障碍。其临床表现与肿瘤累及的脑功能区直接相关：肿瘤累及初级运动感觉区，可引起对侧肢体活动和感觉障碍；累及优势半球语言区（Broca区、Wernicke区）、弓状束，可引起运动性和感觉性语言功能障碍；累及视觉皮层及视觉传到通路，可引起视力视野异常；累及下丘脑可引起内分泌障碍；累及脑干则可引起颅神经功能障碍、交叉麻痹、意识障碍等症状。此外，肿瘤位于额叶、颞叶及胼胝体者，可引起认知功能、执行能力、记忆及情感等功能障碍。

3　癫痫

脑胶质瘤因肿瘤的直接压迫、浸润或异常代谢，常可继发癫痫发作症状。胶质瘤相关癫痫发病率高，65%~90%的低级别胶质瘤和40%~64%的高级别胶质瘤患者伴有癫痫发作。癫痫发作可表现出多种形式，主要包括全面性发作或部分性发作，其发作类型与肿瘤所在的部位有关。位于额叶者多数表现为全身大发作；位于颞叶、海马者常表现为幻嗅、幻听等精神性发作。伴有癫痫发作患者，常需结合脑电图检查确诊及明确癫痫灶位置，给予相应抗癫痫治疗。

第二节　影像学检查

神经影像学检查对脑胶质瘤的诊断和治疗非常重要。首先是用于定位诊断，确定肿瘤大小、范围与周围重要结构（包括重要动脉、皮质静脉、皮质功能区及神经纤维束等）的毗邻关系及形态学特征等，这对制定脑胶质瘤手术方案具有重要作用；其次是提出功能状况的诊断要求，如肿瘤生长代谢、血供状态及对周边脑组织的侵袭程度等，这对术后的综合疗效评估具有关键作用。

1　CT

主要显示肿瘤病变组织与正常脑组织的密度差值；特征性密度表现如钙化、出血及囊性变等；病变累及部位、水肿状况及占位效应等；含有少突成分的胶质瘤往往伴有散在斑片状钙化，CT显示钙化明显优于MRI，可辅助判断肿瘤性质。

2　MRI

是术前诊断脑胶质瘤最重要的常用影像学检查，能够显示肿瘤出血、坏死、水肿组织等不同信号强度差异及占位效应，并可显示病变的侵袭范围。除基础

T1、T2、增强 T1 等常规序列，多模态 MRI 序列如 DWI、PWI、MRS 等，不仅能反映脑胶质瘤的形态学特征，还可体现肿瘤组织功能及代谢状况。DWI 高信号区域提示细胞密度大，代表高级别病变区；PWI 高灌注区域提示血容量增多，多为高级别病变区；MRS 中胆碱（Cho）和 Cho／N-乙酰天门冬氨酸（NAA）比值升高，与肿瘤级别呈正相关。DTI、BOLD 等功能 MRI 序列，可明确肿瘤与重要功能皮层及皮层下结构的关系，为手术切除过程中实施脑功能保护提供证据支持。

3 PET

不同级别脑胶质瘤的 PET 成像特征各异。目前广泛使用的示踪剂为 ^{18}F-氟脱氧葡萄糖（^{18}F-FDG）。低级别脑胶质瘤一般代谢活性低于正常脑灰质；高级别脑胶质瘤的代谢活性可接近或高于正常脑灰质，但不同级别脑胶质瘤之间的 ^{18}F-FDG 代谢活性存在较大重叠。氨基酸肿瘤显像具有良好的病变本底对比度，对脑胶质瘤的分级评价优于 ^{18}F-FDG，但仍存在一定重叠。临床诊断怀疑脑胶质瘤拟行活检时，可用 PET 确定病变代谢活性最高的区域。与 ^{11}C-MET 相比，^{18}F-FDG 具有更高的信噪比和病变对比度。而氨基酸 PET 可提高勾画肿瘤生物学容积的准确度，发现潜在的被肿瘤细胞浸润/侵袭的脑组织，联合常规MRI有助于准确界定脑胶质瘤的放疗靶区。

第三节 组织病理与分子病理整合诊断

1 WHO中枢神经系统肿瘤分类标准（2021版）

脑胶质瘤是一组具有胶质细胞表型特征的神经上皮肿瘤的总称。2021年发布的第五版《WHO中枢神经系统肿瘤分类》，整合了肿瘤的组织学特征和分子表型，提出了新的肿瘤分类标准。这一标准是目前脑胶质瘤诊断及分级的重要依据（表3-1）。

表3-1 2021版WHO中枢神经系统胶质瘤分类标准

成人型弥漫性胶质瘤
星形细胞瘤，IDH突变型
少突胶质细胞瘤，IDH突变伴1p/19q联合缺失型
胶质母细胞，IDH野生型
儿童型弥漫性低级别胶质瘤
弥漫性星形细胞瘤，MYB或MYBL1变异型
血管中心型胶质瘤
青少年多形性低级别神经上皮肿瘤
弥漫性低级别胶质瘤，MAPK信号通路变异型
儿童型弥漫性高级别胶质瘤
弥漫性中线胶质瘤，H3 K27变异型
弥漫性大脑半球胶质瘤，H3 G34突变型
弥漫性儿童型高级别胶质瘤，H3野生和IDH野生型
婴儿型半球胶质瘤

局限性星形细胞胶质瘤
毛细胞型星形细胞瘤
有毛细胞样特征的高级别星形细胞瘤
多形性黄色星形细胞瘤
室管膜下巨细胞星形细胞瘤
脊索样胶质瘤
星形母细胞瘤，伴MN1改变
室管膜肿瘤
幕上室管膜瘤
幕上室管膜瘤，ZFTA融合阳性型
幕上室管膜瘤，YAP1融合阳性型
后颅窝室管膜瘤
后颅窝室管膜瘤，PFA组
后颅窝室管膜瘤，PFB组
脊髓室管膜瘤
脊髓室管膜瘤，MYCN扩增型
黏液乳头型室管膜瘤
室管膜下瘤

2 脑胶质瘤常用分子病理检测指标

根据2021版《WHO中枢神经系统肿瘤分类标准》与中枢神经系统肿瘤分类分子信息和实践方法委员会（the Consortium to Inform Molecular and Practical Approaches to CNS Tumor Taxonomy，cIMPACT-NOW）的推荐建议，胶质瘤的病理诊断应整合组织学分型和相关分子标记物。组织病理学可以为胶质瘤提供基本的形态学诊断，分子病理学可提供更多的肿瘤分子遗传学变异特征，可直接影响临床预后及治疗方案的选择。尽管如此，分子病理学诊断并不能完全取代组织病理学诊断，后者仍是病理诊断的基石，目前常规推荐用于胶质瘤分子病理诊断及治疗指导的分子标记物。见表3-2。

表3-2　胶质瘤常用分子病理学检测指标推荐

标志物	遗传学变异	检测方法	诊断价值	预后意义
IDH1	突变（R132H/C/L/S/G）	免疫组化，Sanger测序，焦磷酸测序，二代测序	胶质瘤分类的关键分子变异；可鉴别WHO 1级胶质瘤与胶质增生	提示预后相对良好；在临床试验中常作为重要分组指标；与MGMT启动子甲基化密切相关；对放疗和烷化剂相对敏感；潜在的治疗靶点（例如Ivosidenib）
IDH2	突变（R172K/M/G/W）	Sanger测序，焦磷酸测序，二代测序		
染色体1p/19q	联合缺失	FISH，PCR，甲基化芯片/表达谱芯片/二代测序相关方法	少突胶质细胞瘤的关键变异	提示预后相对良好；对于放疗和烷化剂相对敏感
H3 K27	突变（K27M）	免疫组化，Sanger测序，二代测序	诊断弥漫性中线胶质瘤，H3K27突变型的关键参考指标	预后相对较差；可作为潜在治疗靶点（例如EZH2抑制剂）

标志物	遗传学变异	检测方法	诊断价值	预后意义
H3 G34	突变 (G34R / V)	免疫组化，Sanger 测序，二代测序	弥漫性中线胶质瘤，H3K27 突变型	生存期比 IDH 突变型胶质母细胞瘤略长，但比 IDH 突变型 WHO 4 级胶质瘤短
ATRX	突变	免疫组化 Sanger 测序，二代测序	ATRX 核表达缺失和/或 p53 突变阳性，可在不检测 1p19q 的情况下诊断为 IDH 突变型星形细胞瘤	相对于 IDH 突变型胶质母细胞瘤预后较好
TP53	突变	免疫组化 Sanger 测序，二代测序	ATRX 核表达缺失和/或 p53突变阳性，可在不检测 1p19q 的情况下诊断为 IDH 突变型星形细胞瘤。可用于鉴别弥漫或非弥漫性 WHO 1 级胶质瘤及胶质增生	

标志物	遗传学变异	检测方法	诊断价值	预后意义
CDKN2A/B	纯合性缺失	FISH, qPCR, MLPA, 甲基化芯片/表达谱芯片/二代测序相关方法	组织学缺少坏死和微血管增生的星形细胞瘤, IDH突变, WHO 4级胶质瘤的诊断指标之一	在IDH突变型胶质瘤中预后较差
TERT	启动子突变 (C228T/C250T)	Sanger测序, 焦磷酸测序, 二代测序	在少突胶质细胞瘤和胶质母细胞瘤中常见; 在缺少组织学坏死和微血管增生的情况下, 是胶质母细胞瘤, IDH野生型, WHO4级的诊断指标之一	在IDH野生型胶质瘤中预后较差; 在IDH突变型胶质瘤中预后较好
染色体7/10	+7/-10	FISH, 二代测序, 微阵列芯片	在缺少组织学坏死和微血管增生的情况下, 是胶质母细胞瘤, IDH野生型, WHO4级的诊断指标之一	在IDH野生型胶质瘤中预后较差

标志物	遗传学变异	检测方法	诊断价值	预后意义
EGFR	扩增	FISH，数字PCR，二代测序，微阵列芯片	星形细胞瘤，IDH突变型，WHO 4级胶质瘤的诊断指标之一；胶质母细胞瘤，IDH野生型，WHO 4级胶质瘤的诊断指标之一	
	EGFRvⅢ重排	RT-PCR，数字PCR，免疫组化 MLPA，二代测序	EGFRvⅢ发生在约半数EGFR扩增的胶质母细胞瘤中	靶向治疗的潜在靶点
BRAF	突变（BRAF V600E）	免疫组化Sanger测序，焦磷酸测序，二代测序	在多种胶质瘤中出现，包括表皮型胶质母细胞瘤	靶向治疗的靶点（例如 ve-murafenib）
MGMT	启动子区甲基化	甲基化特异性PCR，焦磷酸测序，甲基化微阵列		在胶质母细胞瘤中预后较好；TMZ治疗效果较好；与IDH突变和G-CIMP亚型相关

标志物	遗传学变异	检测方法	诊断价值	预后意义
FGFR	融合基因（FGFR-TACC）	Sanger测序，qPCR，二代测序	在星形细胞瘤，IDH野生型，WHO 4级和胶质母细胞瘤，IDH野生型，WHO 4级中出现	可作为靶向治疗的潜在靶点（例如FGFR抑制剂）
MET	融合基因（PTPRZ1-MET）突变（METex14）	Sanger测序，qPCR，二代测序	在星形细胞瘤，IDH野生型，WHO 4级和胶质母细胞瘤，IDH野生型，WHO 4级中出现	在继发性胶质母细胞瘤（星形细胞瘤，IDH突变型，WHO 4级）中预后较差；可作为治疗靶点（例如MET抑制剂）
miR-181d	高表达	microRNA表达谱芯片，qPCR，原位杂交染色		在胶质母细胞瘤中表达较高时，对TMZ化疗效果较好
TSC1/2	突变	Sanger测序，二代测序	诊断室管膜下巨细胞星形细胞瘤的特异性标志物	mTOR信号通路抑制剂（如依维莫司）治疗靶点
ZFTA	基因融合（C11orf95-RELA）	FISH，二代测序	诊断C11orf95融合阳性型幕上室管膜瘤的特异性标志物	发生该融合的幕上室管膜瘤患者预后相对较差

标志物	遗传学变异	检测方法	诊断价值	预后意义
YAP1	基因融合（YAP1-MAMLD1）	FISH，二代测序	诊断 YAP1 融合阳性型幕上室管膜瘤的特异性标志物	发生该融合的幕上室管膜瘤患者预后相对较好
MYCN	扩增	FISH，二代测序	诊断 MYCN 扩增型脊髓室管膜的特异性标志物	发生该扩增的脊髓室管膜瘤患者预后相对较差
NF1	突变	Sanger测序，二代测序	在视路胶质瘤和 IDH 野生型胶质母细胞瘤中突变频率较高	携带该突变的毛细胞型星形细胞瘤预后相对较好

备注：FISH,荧光原位杂交技术；PCR,聚合酶链式反应技术；qPCR,定量聚合酶链式反应技术；MLPA,多重连接依赖探针扩增技术。

3　脑胶质瘤整合病理诊断流程

当前推荐的胶质瘤整合病理诊断流程见图3-1，主要整合了脑胶质瘤的组织学分型和分子特征。分子特征可以提供肿瘤生物学行为相关信息，并可对患者预后或治疗反应进行初步判断，已被推荐进入临床实践的诊断。根据 cIMPACT-NOW 的推荐意见，非特指（NOS, Not otherwise specified）的诊断是指以下情况：①无法进行 WHO 诊断所必需的诊断检测；②必要的诊断检测失败。未知类型（NEC，Not elsewhere classified）的诊断是指已经进行了必要的分子检测（例如IDH1/2和1p/19q状态），但结果并不能适配到WHO现有类型。另外，对肿瘤恶性度级别的诊断，cIMPACT-NOW还建议以阿拉伯数字（1-4）取代原来的罗马数字（Ⅰ-Ⅳ）。

对IDH1/2突变状态，如果免疫组化检测显示IDH1 R132H突变蛋白阴性，并且测序亦提示IDH1 R132和IDH2 R172基因突变为阴性，则可做出IDH野生型诊断。值得注意的是，55岁以上罹患胶质母细胞瘤中几乎不存在IDH1 R132H和IDH2突变，因此，此类患者在IDH1 R132H免疫组化检测结果阴性情况下，无需进一步测序。

少突胶质细胞瘤/间变性少突胶质细胞瘤以IDH突变和染色体1p/19q联合缺失为特征，并根据组织学特征分别诊断为WHO 2级或3级，其他诊断性指标还包括TERT启动子突变、CIC和/或FUBP1突变等。然而，分子变异在少突胶质细胞瘤分级诊断中的作用尚未明确，有报道称染色体9p21位点CDKN2A纯合性缺失与此类型患者的不良预后有关。少突星形细胞瘤因缺乏特征性的分子遗传学变异，不再纳入单独的胶质瘤亚型。

根据IDH基因突变状态，弥漫性星形细胞瘤分为两大类：IDH野生型和IDH突变型。IDH野生型星形细胞瘤常具有"胶质母细胞瘤样"的基因突变和拷贝数变异，例如EGFR、PDGFRA、CDK4、MDM2和MDM4扩增，PTEN、NF1、RB1、CDKN2A/B突变或缺失，染色体10q缺失以及PI3K基因扩增或突变等。根据cIMPACT-NOW的推荐建议，IDH野生型星形细胞瘤如果伴有EGFR扩增、染色体7号获得/10号缺失或者TERT启动子突变（胶质母细胞瘤的典型分子特征），即使缺乏坏死和/或微血管增生，则诊断为"胶质母细胞瘤，IDH野生型，WHO 4级"。另外，上皮样胶质母细胞瘤（胶质母细胞瘤的新变种）、巨细胞胶质母细胞瘤和胶质肉瘤也归类于IDH野生型胶质母细胞瘤。

IDH突变型星形细胞瘤常伴有ATRX和TP53突变，以及染色体17q杂合性缺失，此类肿瘤的预后优于IDH野生型星形细胞瘤。根据cIMPACT-NOW的推荐建议，IDH突变型星形细胞瘤目前分为三个类型：星形细胞瘤，IDH突变型，WHO 2级；星形细胞瘤，IDH突变型，WHO 3级（取代"间变性星形细胞瘤，IDH突变型，WHO 3级"）；星形细胞瘤，IDH突变型，WHO 4级（取代"胶质母细胞瘤，IDH突变型，WHO 4级"）。术语"胶质母细胞瘤"不再用于指IDH突变型星形细胞瘤，因为这些肿瘤尽管在组织学特征上与IDH野生型胶质母细胞瘤类似，但在遗传学特点上差异显著。除了已确定的组织学特征（如坏死和/或微血管增生）外，CDKN2A/B纯合性缺失提示预后不良，是

WHO 4 级 IDH 突变型星形细胞瘤的重要标志物。因此，具有微血管增生或坏死或 CDKN2A/B 纯合性缺失的 IDH 突变型星形细胞瘤，在临床和遗传特点上均不同于 IDH 野生型胶质母细胞瘤，cIMPACT-NOW 建议将这些肿瘤诊断为"星形细胞瘤，IDH 突变型，WHO 4 级"。

弥漫性中线胶质瘤，H3 K27 变异型，WHO 4 级被定义为位于中线结构的弥漫性胶质瘤，如丘脑、脑桥、脑干和脊髓，H3 K27me3 表达缺失，进一步可分为 H3 K27 变异型、EGFR 突变型和 H3 野生/EZHIP 过表达型。这类肿瘤包括先前称为弥漫性桥脑胶质瘤（DIPG）的肿瘤。H3 K27 变异也存在于其他类型脑肿瘤中，包括室管膜瘤、毛细胞型星形细胞瘤、小儿弥漫性星形细胞瘤和节细胞胶质瘤等。因此，术语"弥漫性中线胶质瘤，H3 K27 变异型，WHO 4 级"应仅用于弥漫性、中线部位（例如丘脑、脑干和脊髓等）并伴有 H3 K27 变异的胶质瘤，而不适于 H3 K27 变异的其他肿瘤。另外，弥漫性大脑半球胶质瘤，H3 G34 突变型，WHO 4 级被认为是一种新的恶性胶质瘤亚型，临床预后较差，其特征是 H3F3A 第 34 位密码子发生错义突变。

MGMT 启动子甲基化的诊断价值有限，但伴 MGMT 启动子甲基化的胶质瘤对烷化剂敏感，可用于指导胶质母细胞瘤或其他 IDH 野生型胶质瘤是否使用烷化剂化疗。

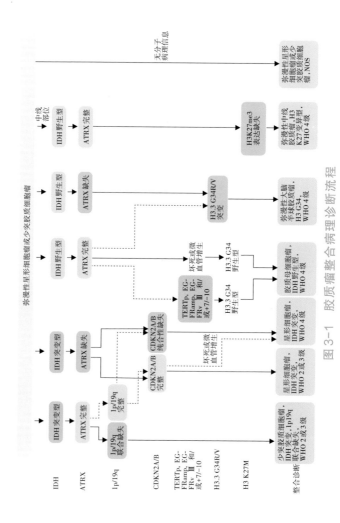

图 3-1　胶质瘤整合病理诊断流程

—— 第四章 ————

常规治疗策略

第一节　总体建议

脑胶质瘤的治疗需要开展多学科整合诊治（MDT to HIM），包括手术切除、放化疗、系统性治疗和支持治疗等。在脑胶质瘤的治疗过程中，需整合考虑患者年龄、基础状态、病情状态和肿瘤综合分型等因素。

患者确诊时的年龄和病情状态是与成人胶质瘤生存预后最主要的影响因素。此外，肿瘤的分子遗传学特征，特别是染色体1p/19q联合缺失和IDH突变状态，在过去的胶质瘤分类中具有很强的预后价值，而且自2016年以来，已成为脑胶质瘤分型分类标准的重要依据。由于目前绝大多数成人胶质瘤需要接受烷化剂为基础的化疗，因此，MGMT启动子甲基化状态也成为另一个最重要的预后因素。

第二节　外科手术治疗

外科手术是脑胶质瘤的首选治疗，原则是最大范围安全切除肿瘤（maximal safe resection），目的包括：解除占位征象和缓解颅内高压症状；解除或缓解因脑胶质瘤引发的相关症状，如继发性癫痫等；获得病理组织和分子病理，明确诊断；降低肿瘤负荷，为后续整合治疗提供条件。

1 手术治疗方式

脑胶质瘤的手术治疗方式主要分为肿瘤切除术和病理活检术。

1.1 肿瘤切除术适应证和禁忌证

（1）适应证：CT或MRI提示颅内占位；存在明显颅内高压及脑疝征象；存在由肿瘤占位引起的神经功能障碍；有明确癫痫发作史；患者自愿接受手术。

（2）禁忌证：严重心、肺、肝、肾功能障碍及复发患者，一般状况差不能耐受手术；其他不适合接受神经外科开颅手术的禁忌证。

1.2 病理活检术适应证和禁忌证

（1）适应证：合并严重疾病，术前神经功能状况差；肿瘤位于优势半球，广泛浸润性生长或侵及双侧半球；肿瘤位于功能区皮质、白质深部或脑干部位，无法满意切除；需鉴别病变性质。

（2）禁忌证：严重心、肺、肝、肾功能障碍及复发患者，一般状况差不能耐受手术；其他不适合接受神经外科手术的禁忌证。

2 功能区胶质瘤手术策略

现代神经科学认为大脑的功能区分布是高度复杂的拓扑网络结构，各部分之间既相对独立又高度统一，所有认知功能都是这个巨大网络内互动的结果。功能区胶质瘤往往侵犯拓扑网络结构的关键节点或连接，可直接或间接造成运动、语言、认知和记忆等神经功能损伤。

唤醒状态下切除脑功能区胶质瘤手术已被国内外神经外科视为最大限度安全切除脑功能区胶质瘤的重要技术。适应证主要包括：①病变累及脑功能区或手术切除范围涉及脑功能区皮质及皮质下白质纤维的胶质瘤；②年龄>14周岁；③无明确精神病史或严重精神症状；④意识清醒，认知功能基本正常，术前能配合完成指定任务。禁忌证主要包括：①年龄<14周岁（相对禁忌）或心理发育迟滞者；②明确精神病史；③认知功能差，术前不能配合完成指定任务者；④严重心、肺、肝、肾功能障碍不能进行手术者；⑤其他不适合接受神经外科开颅手术的禁忌证；⑥拒绝接受唤醒手术者；⑦睡眠呼吸暂停综合征病人。

2.1 术前影像学检查与评价

术前多模态影像学检查可帮助临床医师了解病变

侵袭范围及其与周围功能结构的关系，正确判定病变与脑功能区的相对边界，有利于制定个体化最优手术方案。强烈推荐：T1、T2、Flair、T1增强、BOLD、DTI检查。推荐：MRA、MRV、PWI检查。

（1）血氧水平依赖功能磁共振（BOLD-fMRI）：该技术具有无创伤性、无放射性、可重复性，及较高的时间和空间分辨率；经处理可显示功能区域激活图，可用于术前感觉运动区、语言区定位和优势半球定侧的支持证据。当MRI提示肿瘤与功能区距离过近时（<4 mm），fMRI定位不准确的概率会显著增高。因此，需谨慎对待这类病人的定位结果。

（2）扩散张量成像（DTI）及纤维束追踪：利用成像水分子扩散的各向异性计算得到空间图像并可追踪纤维走行。常用DTI技术显示的白质纤维包括：投射纤维（皮质脊髓束、皮质脑干束和丘脑辐射）、联络纤维（弓状束、上纵束、下纵束、下额枕束、钩束、额斜束）和联合纤维（胼胝体）。

2.2 术中影像学技术

强烈推荐：神经导航系统。推荐：可使用术中MRI、术中超声等。

（1）神经导航：将术前获得的结构及功能影像通过神经导航，辅助确定手术入路与定位目标区域。尤其使用术中导航确定中央沟等重要解剖结构，有利于缩短术中功能定位时间。

（2）术中MRI：术中磁共振可纠正脑移位，实时更新导航，判断肿瘤是否残留以及显示功能区、纤维束与残留病变之间的位置关系，其有助于提高胶质瘤的切除程度。唤醒麻醉和术中磁共振两种技术的整合，有助于最大程度安全切除功能区脑胶质瘤。

（3）术中超声：操作简单，实时性好，能通过骨窗实时指导术者对病变的定位及其切除程度的判定，易于推广。使用高频多普勒超声，还能同时提供病变周围及内部血流情况。超声造影可观察肿瘤血流灌注情况及增强特点，对识别边界有一定帮助。其缺点是图像易受切面、空气、水肿带等影响。

2.3 术中脑功能定位技术

强烈推荐直接电刺激定位功能区皮质及皮质下功能通路。推荐：神经导航结合术前功能磁共振（BOLD、DTI）；皮质体感诱发电位定位中央沟，持续经皮质运动诱发电位监测运动通路完整性。

病变切除策略在保留重要功能结构前提下，同时注意保护正常动脉及脑表面重要引流血管，选择适当的手术入路可实现最大限度切除病变。通常先切除重要功能区附近肿瘤，切除过程持续监测病人功能状态。对可疑存在皮质下重要功能通路，应及时进行皮质下电刺激，以及时发现重要皮质下功能结构并予以妥善保护。切除病变时，可用术中磁共振扫描、术中超声、荧光造影等技术观察，确认有无残余肿瘤。

3　围手术期处理

（1）术前处理：若术前出现明显颅内高压症状，应及时给予脱水药物缓解颅内高压；若存在明显脑积水，可考虑先行脑室腹腔分流术或脑室穿刺外引流术。

（2）术后处理：需根据颅内压情况选择是否用脱水药物降颅压治疗，并适当使用激素稳定神经功能状态；若术后出现发热，需及时腰椎穿刺采集脑脊液化验，积极防治颅内感染；术后应常规监测电解质，积极纠正电解质紊乱；对幕上脑胶质瘤，术后常规应用抗癫痫药物预防癫痫发作。

4　新型手术辅助技术

新型手术辅助技术有助于准确判定脑胶质瘤的边界范围，提高手术切除程度并实施术中脑功能保护，进而最大程度地降低术后神经功能障碍的发生率。

推荐：常规神经影像导航、功能神经影像导航、术中神经电生理监测技术（例如，皮质功能定位和皮质下神经传导束定位）和术中MRI实时影像技术。多模态神经导航联合术中皮质及皮质下定位，可进一步提高手术安全性，保护神经功能，有利于最大范围安全切除。可推荐术中肿瘤荧光显像技术和术中B超实时定位技术。

血氧水平依赖性（BOLD）fMRI是一种术前定位大脑功能区的方法，可用于皮层和皮层下脑功能区评估及手术方案的制定，最近一项队列研究报道ZOOM-it-BOLD fMRI成像技术（一种新的MRI序列，具有高分辨率的特点），可能会取代传统的BOLD序列来识别手部运动区，特别适用于胶质瘤直接侵犯手运动区的情况。此外，常规功能磁共振成像的准确性受肿瘤到运动皮层距离的影响，当从肿瘤至手区的最短距离≤4 mm时，常规fMRI定位手区准确性明显下降，应谨慎使用术前fMRI数据制定手术计划。对于功能区脑胶质瘤，强烈建议行术中唤醒开颅手术。

5 脑胶质瘤手术切除程度的判定

肿瘤切除程度是脑胶质瘤生存预后的重要影响因素之一，强烈推荐脑胶质瘤术后24-48小时内复查MRI，高级别脑胶质瘤以MRI增强、低级别脑胶质瘤以T2/FLAIR的容积定量分析为标准，并以此作为判断后续治疗疗效或肿瘤进展的基线（RANO标准）。以此将肿瘤切除程度分为4个等级：即全切除、次全切除、部分切除及活检，但目前标准尚不统一。

6　脑胶质瘤分子特征与手术获益

在分子神经病理学时代，最新研究证实弥漫性胶质瘤中分子生物标志物与肿瘤切除程度密切相关。随着基于术前影像学的分子亚型分析或术中快速分子病理学技术的发展，目前可在术前或术中进行脑胶质瘤的分子病理学诊断。对于某些分子病理亚型的肿瘤，全切除（GTR）甚至超全切除是必需的，而对于另一些分子病理亚型，全切除不但不能提高生存获益，反而会增加术后并发症风险。

一项对 WHO 2 级胶质瘤的回顾性研究，按 IDH 突变状态进行分组研究显示，提高肿瘤切除程度可明确延长 IDH 野生型患者的生存期，但并不能延长 IDH 突变型患者的生存期。还有研究发现，提高肿瘤切除程度可延长弥漫性星形细胞瘤患者的总体生存期，但对于有 IDH 突变和染色体 1p/19q 联合缺失的少突胶质细胞瘤患者的生存期则无明显影响。因此，对于 IDH 突变和 1p/19q 联合缺失的弥漫性胶质瘤，在制定手术方案时，应充分考虑肿瘤位置和全面功能保护，通常不建议以功能受损为代价强行全切除。另外，为了进一步提高手术效果，建议通过超全切除（即切除范围超出 MRI 显示异常范围）来减少残余肿瘤细胞数量，特别是对于 IDH 野生型星形细胞瘤。

对于WHO 3-4级胶质瘤，最大程度切除MRI T1增强区域可明显改善生存期。一项针对新诊断胶质母细胞瘤的临床队列研究发现，无论IDH突变与否和MGMT启动子甲基化状态如何，手术切除增强区域肿瘤都可明显延长生存期。而对于较为年轻（≤65岁）的胶质母细胞瘤，在手术切除肿瘤增强区域的基础上进一步扩大切除非增强区域，可进一步延长生存期。因此，对65岁以上新诊断胶质母细胞瘤患者，建议最大程度手术切除肿瘤增强区域；而对65岁以下患者，则建议在保证功能的情况下最大程度切除肿瘤增强区域和非增强区域。

综上所述，弥漫性脑胶质瘤患者的手术治疗策略及推荐证据级别见图4-1。脑胶质瘤患者接受外科手术治疗后，应特别鼓励有条件及符合条件的患者在不同疾病阶段参加适当可行的临床试验。

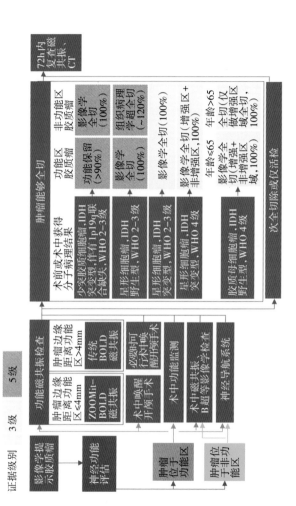

图 4-1 弥漫性脑胶质瘤的手术治疗策略与推荐证据级别

第三节 放疗

放疗通常是在明确肿瘤病理后，采用6~10MV直线加速器，常规分次、择机进行。立体定向放疗（SRT）不适用于脑胶质瘤的初治。

1 低级别脑胶质瘤

低级别胶质瘤术后放疗适应证、最佳时机、放疗剂量等一直存在争议，目前通常根据预后风险高低来制订治疗策略。

（1）危险因素：年龄≥40岁、肿瘤未全切除、瘤体大、术前神经功能缺损和IDH野生型等是预后不良因素。对于肿瘤未全切除或年龄≥40岁者，推荐积极行早期放疗和（或）化疗。年龄<40岁且肿瘤全切除的患者，可选择密切观察，肿瘤进展后再行治疗。

（2）放疗剂量：强烈推荐低级别胶质瘤放疗的总剂量为45~54 Gy，分次剂量1.8~2.0 Gy。但对于IDH野生型低级别胶质瘤可能需要提高剂量到59.4~60 Gy，而随着适形调强放疗和分子分型在临床普遍应用，进一步提高放疗剂量（54~59.4 Gy）可能对于低级别胶质瘤有效，尤其对于分子病理定义的星形细胞瘤或MGMT启动子非甲基化患者。分次剂量超过2.0 Gy会增加发生远期认知障碍的风险。

（3）靶区确定：大体肿瘤靶区（gross tumor volume，GTV）主要是根据手术前后MRI T2/FLAIR异常信号区域，正确区分肿瘤残留和术后改变，推荐以GTV外扩1~2 cm作为低级别胶质瘤的临床靶区（clinical tumor volume，CTV）。

2 高级别脑胶质瘤

对于高级别脑胶质瘤，手术是基础治疗，放/化疗等是不可或缺的重要辅助治疗手段，高级别胶质瘤接受术后放疗可取得显著的生存获益。

2.1 放疗时机

高级别胶质瘤生存时间与放疗开始时间密切相关，术后早期放疗能有效延长高级别胶质瘤患者、生存期，应尽早开始放疗。

2.2 放疗技术

推荐采用三维适形（3D-CRT）或适形调强技术（IMRT），常规分次、适形放疗技术可提高靶区剂量的覆盖率、适形度及对正常组织保护，缩小不必要的照射体积，降低晚期并发症发生率。放疗前图像验证（CBCT或EPID）是放疗质控不可缺少的环节。

2.3 放疗剂量

推荐放疗照射总剂量为54~60 Gy，1.8~2.0 Gy/次，分割30~33次，每日1次，肿瘤体积较大和（或）位于重要功能区及WHO 3级间变性胶质瘤，可适当降低照射总剂量。尽管3D-CRT或IMRT能够提高靶区适形度，减少正常组织受量，最大限度地缩小照射体积，能够给予靶区更高的放疗剂量，但提高剂量后的疗效尚未得到证实，盲目提高照射总剂量或提高分次量，应十分慎重。

2.4 靶区确定

高级别胶质瘤放疗靶区争议至今，焦点主要是最初的CTV是否需要包括瘤周的水肿区。美国肿瘤放疗协会（RTOG）推荐CTV1需包括瘤周水肿区外2cm区域，给予46 Gy，缩野后CTV2需在GTV外扩2 cm，剂量增至60 Gy。2018年美国国家综合癌症网络（NCCN）指南推荐MRI T1增强或T2/FLAR异常信号为GTV，外扩1~2cm形成WHO 3级胶质瘤的CTV，而外扩2~2.5cm形成GBM的CTV。CTV外扩3~5mm形成计划靶区（planning target volume，PTV）；而T2/FLAR显示的水肿区建议包括在一程的CTV1中（46 Gy/23 f），二程增量区（Boost：14 Gy/7 f）应仅仅包括残余肿瘤或术后瘤腔外扩2.0 cm形成的CTV2。Ⅱ期临床试验证实包括或不包括水肿区域在肿瘤控制和生存期上无明显差异，欧洲癌症研究和治疗组织（EORTC）推荐的CTV设定并不强调一定要包括所有瘤周水肿区。

靶区勾画原则是在安全的前提下，尽可能保证肿瘤达到 60 Gy 的照射剂量，应参考术前和术后 MRI，正确区分术后肿瘤残存与术后改变。在临床实践中，医生应根据靶区位置、体积、患者年龄和 KPS 评分等因素整合考虑，灵活运用以上关于靶区设定的建议，平衡照射剂量、体积与放射性损伤之间的关系。

2.5 联合放化疗

放疗和 TMZ 同步应用：

（1）GBM

强烈推荐成人初治者放疗联合 TMZ（75 mg/m²）同步化疗，并随后 6 个周期 TMZ 辅助化疗，在放疗中和放疗后应用 TMZ，可显著延长生存期，这一协同作用在 MGMT 启动子区甲基化患者中最为明显。

（2）间变性脑胶质瘤

对于存在 1p/19q 联合缺失者对化疗和放疗更敏感，放疗联合 PCV 化疗是一线治疗方案。目前 TMZ 对 WHO 3 级肿瘤的治疗初步显示疗效，且副反应更少。研究 TMZ、放疗和 1p/19q 联合缺失三者关系的 2 项大型临床随机试验正在进行中，中期结果显示：对于无 1p/19q 联合缺失者，放疗联合 12 个周期 TMZ 化疗，显著改善生存期。IDH 和 TERT 启动子区突变与预后密切相关，IDH 野生型伴或不伴 TERT 启动子区突变患者，临床预后最差，应加强放化疗强度，在 WHO 2 级胶质瘤中也同样存在这样的现象。间变性胶质瘤放疗应根据患者一般状态、分子生物学标记和治疗需求等采用个体化治疗策略，治疗选择包括术后单纯放疗、放疗结合TMZ同步和（或）辅助化疗等。

3　室管膜肿瘤

手术是室管膜肿瘤首选治疗方法。室管膜肿瘤全切后多数学者主张无需辅助治疗，部分切除的室管膜瘤和间变性室管膜瘤是放疗适应证。而对放疗后短期复发或年幼不宜行放疗者，选择化疗作为辅助治疗，但疗效并不确定。室管膜肿瘤术后三周，需行全脑全脊髓MRI和脑脊液脱落细胞学检查，无脑或脊髓肿瘤播散证据者，局部放疗，反之则推荐全脑全脊髓放疗。

局部放疗：根据术前和术后MRI确定肿瘤局部照射范围，常采用增强T1像或FLAIR/T2加权像上异常信号为GTV，CTV为GTV外放1~2cm，每日分割1.8~2.0 Gy，颅内肿瘤总剂量为54~59.4 Gy，脊髓区剂量45 Gy。肿瘤位于脊髓圆锥以下时，总剂量可提高至60 Gy。

全脑全脊髓放疗：全脑包括硬脑膜以内的区域，全脊髓上起第一颈髓、下至尾椎硬膜囊，全脑全脊髓照射总剂量36 Gy，1.8~2.0 Gy/次，后续颅内病灶区缩野局部追加剂量至54~59.4 Gy，脊髓病灶区追加剂量至 45 Gy。

4　复发脑胶质瘤

评估复发脑胶质瘤再放疗的安全性时，应充分考虑肿瘤的位置及大小。由于复发前多接受过放疗，对于复发的较小病灶回顾性研究多采用立体定向放射外科治疗（SRS）或低分割 SRT 技术，而对于传统的分割放疗研究多集中在体积相对较大的复发病灶，应充分考虑脑组织的耐受性和放射性脑坏死的发生风险。放疗联合药物治疗可推荐贝伐珠单抗及 TMZ，联合治疗能够延长部分患者的 PFS 和 OS.

5　放射性脑损伤

放疗对脑组织损伤依据发生时间和临床表现分为三种类型：急性（放疗后 6 周内发生）、亚急性（放疗后 6 周至 6 个月发生）和晚期（放疗后数月至数年）。

5.1　急性和亚急性放射损伤

急性和亚急性放射损伤可能为血管扩张、血脑屏障受损和水肿所致。急性损伤表现为颅高压征象，如恶心、呕吐、头痛和嗜睡等。常为短暂而且可逆，应用皮质类固醇可缓解症状。有时 MRI 可表现为弥漫性水肿。亚急性放射性脑损伤表现为嗜睡和疲劳，通常可在数周内自愈，必要时予皮质类固醇类药物治疗控制症状。

5.2 晚期放射损伤

晚期放射反应常为进行性和不可逆的，包括白质脑病、放射性坏死和其他各种病变（多为血管性病变）。放疗总剂量、分割剂量等与白质脑病的发生直接相关。非治疗相关因素包括一些使血管性损伤易感性增加的伴随疾病，如糖尿病、高血压及高龄等，均可使白质脑病的发生率增加。同步化疗是另一个危险因素。脑胶质瘤TMZ同步放化疗后假性进展发生率明显增高，其本质是早期放射性坏死。放疗最严重的晚期反应是放射性坏死，发生率约为3%~24%。放疗后3年出现高峰。放射性坏死的临床表现与肿瘤复发相似，如初始症状再次出现，原有神经功能障碍恶化和影像学出现进展的，不可逆的强化病灶，周围有相关水肿。减少放射损伤根本在于预防，合理规划照射总剂量，分次量及合适的靶区体积可有效减少放射性坏死发生率。

第四节　药物治疗

化疗可提高脑胶质瘤患者生存期。对于高级别脑胶质瘤，由于其生长及复发迅速，积极有效的个体化化疗更有价值。其他药物治疗手段还包括分子靶向治疗、免疫治疗等，目前均尚在临床试验阶段。鼓励有条件及符合条件的患者，在不同疾病阶段参加药物临床试验。

1 基本原则

（1）肿瘤切除程度影响化疗效果。推荐化疗应在最大范围安全切除肿瘤的基础上进行。

（2）术后应尽早开始化疗和足量化疗。在保证安全的基础上，采用最大耐受剂量的化疗以及合理的化疗疗程，可获得最佳的治疗效果，同时应注意药物毒性和患者免疫力。

（3）选择作用机制不同及毒性不重叠的药物进行联合化疗，减少耐药的发生率。

（4）根据组织病理和分子病理结果，选择合适的化疗方案。

（5）某些抗瘤药物和抗癫痫药物会产生相互影响，同时使用时应酌情选择或调整化疗药物或抗癫痫药物。

（6）积极参与有效可行的药物临床试验。

2 低级别脑胶质瘤

目前对于低级别脑胶质瘤的化疗还存在一定争议，主要包括：化疗时机、化疗方案的选择、化疗与放疗次序的安排等。根据目前证据，对于有高危因素的低级别脑胶质瘤患者，应积极考虑包括化疗在内的辅助治疗。伴有1p/19q联合缺失的患者，可优先考虑化疗，而推迟放疗的时间。高风险低级别脑胶质瘤的推荐化疗方案包括：PCV方案；TMZ单药化疗；TMZ同步放化疗。

3 高级别脑胶质瘤

3.1 经典化疗方案

（1）Stupp方案：在放疗期间口服TMZ 75 mg/m²/d，连服42天；间隔4周，进入辅助化疗阶段，口服TMZ 150~200 mg/m²/d，连用5天，每28天重复，共6个周期。

（2）PCV方案：甲基苄肼（PCB）60 mg/m²/d第8~21天，洛莫司汀（CCNU）110 mg/m²/d第1天，长春新碱（VCR）1.4 mg/m²第8、29天，8周为1个周期。

可用于胶质瘤治疗的化疗药物还有卡莫司汀、伊立替康、依托泊苷、顺铂、卡铂和环磷酰胺等。

3.2 WHO 3级胶质瘤化疗

对于WHO 3级胶质瘤，目前尚无标准方案，推荐在分子病理指导下选择放疗联合TMZ辅助化疗，放疗同步联合辅助TMZ化疗，放疗联合PCV化疗，或参加可行的临床试验。

对于具有1p/19q联合缺失的WHO 3级少突胶质细胞瘤，推荐放疗联合PCV方案化疗，放疗联合同步或者辅助TMZ化疗；对于无1p/19q联合缺失者，推荐放疗联合辅助TMZ化疗。

对于KPS<60的WHO 3级胶质瘤，推荐短程放疗或常规放疗联合TMZ化疗。

3.3 GBM化疗（年龄≤70岁）

对于KPS≥60的患者，若存在MGMT启动子区甲基化，推荐常规放疗加同步和辅助TMZ化疗加或不加电场治疗，还可推荐常规放疗加同步和辅助替莫唑胺联合洛莫司汀化疗，或接受可行的临床试验；对于MGMT启动子区非甲基化和甲基化情况不明确者，推荐放疗加同步和辅助TMZ化疗加或不加电场治疗，单纯标准放疗，或接受可行的临床试验。

对于KPS<60的患者，推荐在短程放疗的基础上，加或不加同步和辅助TMZ化疗；存在MGMT启动子区甲基化的患者，也可单独采用TMZ化疗，或姑息治疗。

3.4 间变性室管膜瘤的化疗

通常在肿瘤复发或出现全脑全脊髓播散的情况下选择化疗，常用药物包括：铂类药物、依托泊苷、洛莫司汀、卡莫司汀以及TMZ等，或接受可行的药物临床试验。

4　复发脑胶质瘤

目前尚无针对标准治疗后复发脑胶质瘤的标准化疗方案。如为高级别复发脑胶质瘤，强烈建议接受适当可行的临床试验；如果无合适的临床试验，可采用以下方案：

（1）低级别脑胶质瘤复发后可选方案：①放疗加辅助PCV化疗；②放疗加辅助TMZ化疗；③放疗联合同步和辅助TMZ化疗；④既往没有TMZ治疗史的患者还可以使用TMZ；⑤洛莫司汀或卡莫司汀单药化疗；⑥PCV联合方案；⑦以卡铂或者顺铂为基础的化疗方案；⑧如有BRAFV600E激活突变或NTRK融合者可推荐相应的靶向药物。

（2）WHO 3级胶质瘤复发后可选方案：①TMZ；②洛莫司汀或卡莫司汀；③PCV联合方案；④贝伐单抗；⑤贝伐单抗加化疗（卡莫司汀/洛莫司汀、TMZ）；⑥依托泊苷；⑦以卡铂或顺铂为基础的化疗方案；⑧如有BRAFV600E激活突变或NTRK融合者可推荐相应的靶向药物。

（3）GBM复发后可选方案：①贝伐单抗；②TMZ；③洛莫司汀或卡莫司汀；④PCV联合方案；⑤瑞戈非尼；⑥贝伐单抗加化疗（卡莫司汀/洛莫司汀、TMZ）；⑦依托泊苷；⑧以卡铂或顺铂为基础的化疗方案；⑨如有 BRAFV600E 激活突变或 NTRK 融合者可推荐相应的靶向药物。

第五节 特殊建议

1 星形细胞瘤，IDH 突变型，WHO 2 级

一般来讲，具有以下特征的患者被认为是低风险的患者：年龄≤40岁、KPS 评分≥70、轻度或无神经功能缺损、少突胶质细胞瘤或少突星形细胞瘤、肿瘤尺寸<6cm、染色体 1p/19q 联合缺失，以及 IDH1/2 突变。对于低风险患者，应在肿瘤全切除后接受观察，定期随访，并且应在与患者及其家人进行充分讨论后，再考虑是否需要在后期进行辅助治疗，才能做出最终决策。

高危 WHO 2 级胶质瘤的适用术后辅助治疗策略，即放疗联合化疗，或是辅助 PCV 方案或是同步/辅助 TMZ 化疗。

2 IDH 野生型 WHO 2 级胶质瘤

除其他类型的 WHO 2 级胶质瘤外（例如儿童型弥漫性胶质瘤），IDH 野生型 WHO 2 级胶质瘤适用高危 IDH 突变型 WHO 2 级胶质瘤相似的术后辅助治疗，通常建议使用替莫唑胺（TMZ）或 PCV 方案进行辅助化

疗。放疗的时机选择通常取决于多种因素，例如年龄和肿瘤切除程度。在 RTOG 9802 试验中，年龄在 40 岁以下并接受了肿瘤全切术或 40 岁以上的 WHO 2 级胶质瘤患者，在放疗的基础上，接受联合化疗（PCV）的患者的无进展生存期和总体生存期比单独接受放疗的生存期更长。NRG Oncology / RTOG 0424 试验显示，与历史对照相比，在放疗基础上增加 TMZ 化疗可使患者获得 3 年总体生存获益。以下研究还证明，对于接受 TMZ 化疗和放疗的高危低级别胶质瘤，MGMT 启动子甲基化是独立的预后标志物。

3 少突胶质细胞瘤，IDH 突变型，WHO 3 级

间变性（WHO 3 级）胶质瘤患者的标准治疗方案包括最大程度的安全手术切除或活检，然后放疗（每次分割计量为 1.8 至 2.0 Gy，总剂量为 60Gy）和辅助化疗。化疗方案根据患者的特征而有所不同，例如 KPS、1p/19q 联合缺失或 MGMT 启动子甲基化。对于 1p/19q 联合缺失的间变性少突胶质细胞胶质瘤，两项大型随机临床试验 [欧洲癌症研究与治疗中心（EORTC）26951 和 RTOG 9402] 显示，第一时间接受 PCV 化疗的患者，无论是再放疗之前或之后，与仅接受放射治疗的患者相比，患者总生存期更长。改良版 CODEL 临床试验正在进行中，对放疗加辅助 PCV 化疗与放疗加同

步或辅助TMZ化疗两种治疗方案进行比较。

4 星形细胞瘤，IDH突变型，WHO 3级

对于星形细胞瘤，IDH突变型WHO 3级，EORTC 26053试验（CATNON）的中期分析表明，放疗加12疗程TMZ化疗的患者比未接受TMZ化疗的患者具有更长的总生存期。此后，TMZ维持治疗即可作为WHO 3级胶质瘤的治疗标准，但同步TMZ化疗的价值尚不清楚。

5 胶质母细胞瘤，IDH野生型，WHO 4级

胶质母细胞瘤，IDH野生型，WHO 4级占GBM的绝大部分（约90%）。巨细胞胶质母细胞瘤、胶质肉瘤和上皮样胶质母细胞瘤的三种形态学变种也包括在该诊断中，尽管针对这些变种没有具体的治疗建议。但是，约50%的上皮样胶质母细胞瘤具有可靶向的BRAF V600E突变，其作为治疗靶点的价值需要系统地评估。

自从EORTC-NCIC的一项关于对比单纯放疗与放疗联合同步/辅助TMZ化疗的随机Ⅲ临床试验结果发布以来，最大安全切除术以及放疗加同步/辅助TMZ化疗的治疗方案已被广泛认为是新诊断GBM患者的标准治疗方案（Stupp方案）。在老年GBM患者中，一项随机临床试验（患者年龄65～90岁）还表明，在短程放疗（40 Gy分成15次）中联合TMZ化疗，患者生存时间比

仅短程放疗有所延长（9.3个月对7.6个月）。迄今为止，已证明剂量密集方案TMZ化疗，将辅助TMZ化疗延长至6个周期以上，以及联合贝伐单抗均不能为患者带来更多的生存获益。

GBM患者的放疗标准剂量为60 Gy（每次分割计量为1.8～2.0 Gy）。在老年人（年龄≥70岁和KPS≥70）中，50 Gy的放疗（每次分割计量为1.8 Gy）方案，可适度延长患者生存期（中位生存期：29.1周 vs. 16.9周），而没有降低生活质量或认知水平。超分割放疗（15次，40 Gy）是老年GBM患者的标准放疗方案，尤其是在MGMT状态未知或未甲基化的情况下。

肿瘤电场治疗（TTFields）是以中等频率（200 kHz）交替出现的低强度电场，产生抗有丝分裂作用，从而以有限的毒性抑制肿瘤细胞分裂。一个针对新诊断GBM的随机Ⅲ期临床试验显示，与标准Stupp方案相比，在辅助TMZ化疗期间使用TTFields治疗可延长患者无进展生存期和总生存期。

6 星形细胞瘤，IDH突变型，WHO 4级

星形细胞瘤，IDH突变型，第4级，既往定义为继发性GBM，其病史较长或以前有较低级别的弥漫性胶质瘤病史，且发生于相对年轻的患者中。尽管这些患者的总体预后优于IDH野生型GBM，但通常采用相

似的方法进行治疗。

7 弥漫性中线胶质瘤，H3 K27 突变型，WHO 4 级

这种肿瘤类型包括儿童和成人中发生在脑干、丘脑和脊髓部位的大多数弥漫性胶质瘤。对于该类型胶质瘤的治疗，外科手术的效果非常有限，而且由于这些肿瘤临床罕见，相关临床试验较少，放射治疗以外其他治疗方法的获益情况尚未明确。在这些肿瘤中，MGMT 启动子通常是非甲基化的，患者的临床预后很差。推荐治疗方案包括：①单纯放疗 54~60 Gy（每次分割计量为 1.8~2 Gy）；②Stupp 同步放化疗方案。肿瘤复发或进展后，可采用洛莫司汀、TMZ 或贝伐单抗进行尝试性治疗。

8 弥漫性大脑半球胶质瘤，H3 G34 突变型，WHO 4 级

这种肿瘤类型大多发生于青少年和年轻成人，以前被归类为 IDH 野生型 GBM，而且 MGMT 启动子区甲基化的发生率较高，因此，推荐治疗方案为替莫唑胺标准同步放化疗方案。肿瘤复发或进展后，可采用洛莫司汀、TMZ 或贝伐单抗进行尝试性治疗。

综上所述，脑胶质瘤临床综合诊疗流程与推荐证据级别见图 4-2。

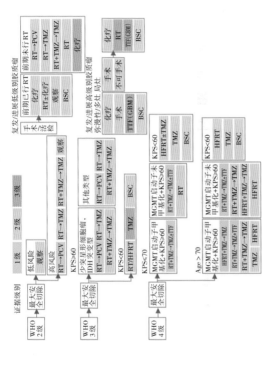

图4-2 脑胶质瘤临床综合诊疗流程与推荐证据级别

备注：RT，radiotherapy，放疗；PCV，procarbazine, lomustine and vincristine regimen，甲基苄肼、洛莫司汀和长春新碱方案；TMZ，temozolomide，替莫唑胺；BSC，best supportive care，最优支持治疗；HFRT，hypofractionated radiotherapy，超低分割放疗；KPS，Karnofsky performance status，KPS评分；TTF，tumor-treating fields，肿瘤电场治疗。

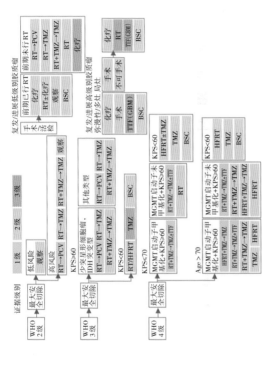

第六节 临床疗效评估与随访

神经肿瘤治疗反应评估工作组（RANO）主要致力于改善神经肿瘤反应评估质量和治疗终点选择，特别对各项临床试验的评估工作。目前，脑胶质瘤治疗反应的评估主要依据RANO标准（表4-1）。

表4-1 神经肿瘤临床疗效评价方法（RANO标准）

标准	完全缓解（CR）	部分缓解（PR）	疾病稳定（SD）	疾病进展（PD）
T1增强	无	缩小≥50%	变化在 −50% 至+25%之间	增 加 ≥25%
T2/FLAIR	稳定或减小	稳定或减小	稳定或减小	增加
新发病变	无	无	无	有
激素使用	无	稳定或减少	稳定或减少	不适用*
临床症状	稳定或改善	稳定或改善	稳定或改善	恶化
需要满足条件	以上全部	以上全部	以上全部	任意一项

备注：在出现持续的临床症状恶化时，即为疾病进展，但不能单纯地将激素用量增加作为疾病进展的依据。

对接受手术治疗的脑胶质瘤患者，推荐在术后24~48小时行MRI检查，与术前MRI对照，可评估肿瘤的切除程度。考虑到手术相关影像伪差的影响，术后48小时到术后2~3周内不建议复查MRI。首次术后复查推荐在术后2~3周后进行，随后规律随访，建议每间隔3~6个月行神经科查体和MRI复查，如临床病情出现变化（出现癫痫或神经功能障碍等），可视情况调整MRI复查时间与频次。

常规建议在完成治疗后3~6个月，复查MRI评估治疗效果。放疗结束后4-8周影像学增强灶，可能是放疗后产生的反应（假性进展）。如何准确鉴别放疗反应和肿瘤进展目前仍是一个挑战。由于难以区分假性进展和真性进展，因此RANO工作组建议避免在放化疗完成后3个月内将患者纳入复发性疾病的临床试验，除非证实为真性肿瘤复发。对于免疫疗法，由于反应迟缓或由治疗引起的炎症反应，在评估其影像学改变方面也具有独特的挑战。根据神经肿瘤免疫治疗反应评估标准（iRANO）建议，在开始免疫治疗后6个月内出现符合RANO疾病进展标准的影像学特点（包括出现新病灶），如果其临床表现没有明显恶化，需要在持续影像学随访中进一步评估治疗反应。

第七节　肿瘤复发与进展

目前，脑胶质瘤复发/进展后的治疗标准并不统一。常用治疗选择包括再次手术切除、再次放疗、洛莫司汀或贝伐单抗等系统性治疗，以及支持治疗等，具体取决于患者年龄、神经功能状态、KPS评分、复发/进展模式和先前的治疗方法等。

当患者处于以下情况时，将考虑第二次手术：

（1）有症状但范围局限的病变；

（2）第一次手术后超过6个月或第一次手术切除不完全的早期复发/进展。

在第二次手术（或无法行第二次手术）之后，通常可对先前未接受过放疗者进行放疗，或者如果新病变不在先前放疗的目标范围内，则从第一次放疗开始至少间隔12个月。对于放疗后复发或进展且未接受过化疗的肿瘤，可考虑使用烷化剂药物（通常是TMZ或亚硝基脲）化疗。对于接受过TMZ治疗者，可选择改变给药方案再次化疗，尽管化疗反应性可能仅限于具有MGMT启动子甲基化的肿瘤。亚硝基脲类药物，包括卡莫司汀（BCNU）、洛莫司汀（CCNU）和福莫司汀，也曾报道可用于治疗复发胶质瘤。在用于试验性治疗复发胶质瘤的各种分子靶向药物中，贝伐单抗（血管内皮生长因子抑制剂）已在北美获准用于治疗复发GBM，尽管贝伐单抗对总生存期的改善十分有限。然而，在多项随机临床试验中，目前尚无足够证据表明TMZ再治疗、亚硝基脲、贝伐单抗、再次放疗或肿瘤电场治疗可延长复发GBM患者的生存期。

第八节　支持性治疗

胶质瘤患者通常在整个疾病过程中遭受严重的、

进行性的神经功能障碍。随着疾病的发展，患者需要更高水平的护理和社会性支持。支持性治疗和姑息性治疗也适用于KPS较低、病灶较大或多灶的胶质瘤患者，尤其是在活检后无法进一步治疗的患者。

癫痫发作是胶质瘤患者的常见症状，需长期抗癫痫治疗。原则应以控制癫痫发作的最低药物剂量为目标，以避免副作用并最大程度地减少药物与药物之间的相互作用。左乙拉西坦因其安全性和与其他常用药物的相互作用相对较少，目前被常规推荐用于胶质瘤患者。无癫痫病史的患者，除围手术期外，不建议常规使用抗癫痫药。

皮质类固醇激素常用于控制肿瘤相关水肿，改善临床症状。无颅内压增高或无水肿相关神经功能缺损者，无需使用类固醇激素。对于无症状患者，不需要在肿瘤切除后进行长期的类固醇治疗或在放疗期间预防脑水肿。为避免长时间使用类固醇相关的副作用（例如淋巴细胞减少、感染、骨质疏松症和库欣综合征等），建议尽量减少皮质类固醇激素的使用甚至停用。

胶质瘤患者发生血栓栓塞事件的风险明显增加（1年时发生率高达20%）。多种因素可导致这种风险增加，包括神经功能缺损、类固醇激素的使用、放化疗以及胶质瘤细胞释放的血管活性分子等，但不建议行预防性抗凝治疗。如出现可疑症状，则应尽早排除深静脉血栓形成和肺栓塞可能。对于已经发生深静脉血栓的患者，除非有禁忌证，通常需用低分子肝素长期治疗。

在疾病过程中早期进行姑息治疗很重要，对某些患者而言最好的治疗即是支持性治疗。改善患者症状，例如疲劳、情绪和行为障碍、认知障碍等，应尽早实施更高层级的护理和看护，以改善患者生活质量。

第九节　中医药治疗

目前，中国传统医学多认为脑胶质瘤发病多由脏腑精气亏虚和内外邪气侵犯等综合因素所致，与风、痰、热、毒、虚、瘀、浊等致病因子上犯于脑有关，正虚邪实。临床表现为气郁痰结、气滞血瘀、肝肾阴虚及气阴两虚等。在治疗方面，相关学者对传统中药汤剂对于脑胶质瘤的治疗效果进行了诸多探索，也收获了部分临床效果。

中医药作为中国传统文化的精髓，千百年来经久不衰，是我国独特的卫生健康资源，传统中药是我国天然的药物资源库。通过现代工业技术从中筛选提取出单体成分，成为化学药物，是继承和发扬中药价值的重要途径。当前提取的部分中药活性成分，能够通过抑制细胞周期、诱导凋亡、抑制血管增生和阻断细胞侵袭和迁移等多种机制对胶质瘤细胞进行拮抗和/或杀伤，具有一定的临床应用潜力。然后，目前大多数治疗脑胶质瘤的中药制剂或有效成分仍处于临床前研究阶段，其关键仍在于有效成分难以有效穿透血脑屏障，也是当下研究人员需要深入探讨和创新的重点。

中医辨证以及中西药治疗脑胶质瘤可有效减轻临床症状，并能减轻化疗和放疗的毒副作用。脑胶质瘤术前证候则以阴虚生风和气滞血瘀及气阴不足为主，核心病机为肝阴血不足，化风挟瘀壅脑，本虚标实，虚实夹杂，以邪实为主要矛盾，治疗上从肝论治，以熄风、祛瘀等攻邪为主，辅以养阴柔肝；术后证候为心脾两虚、气阴不足、肝肾阴虚，核心病机为心脾两虚，水饮瘀血内阻，本虚标实，以本虚为主要矛盾，治疗上从心脾论治，以补气养血扶正为主，辅以化瘀利水。

同时，中药还能够通过补益脾肾、调和气血和活血化瘀等功效，改善患者基础健康状态，为患者创造更好的治疗条件，提高患者生活质量。

— 第五章 —

新型辅助治疗策略

第一节 肿瘤电场治疗

肿瘤治疗电场（TTFields）是一种通过抑制肿瘤细胞有丝分裂发挥抗癌作用的治疗方法，用于脑胶质瘤的电场治疗系统是一种便携式设备，通过贴敷于头皮的转换片产生中频低场强肿瘤治疗磁场。目前研究显示肿瘤电场治疗安全有效，副作用小，且对生活质量无明显影响，推荐用于新诊断GBM和复发高级别脑胶质瘤的辅助治疗。由于肿瘤电场治疗的疗效与患者佩戴设备的总时长有关，因此，采用电场治疗必须考虑患者的病情状态、治疗依从性及预期生存期等临床因素。

第二节 分子靶向治疗

随着肿瘤分子遗传学的不断发展，医学肿瘤学的研究也取得了巨大进步。目前，受体酪氨酸激酶（RTK）-PI3K、TP53和RB信号通路被认为是恶性胶质瘤最为常见的癌症变异通路。在临床试验中，一些常见的癌基因（例如 RTKs）已被用作胶质瘤的治疗靶点，但目前效果仍不理想。EGFR 已作为多种受体酪氨酸激酶抑制剂（TKIs）的治疗靶点。Depatuxizumab mafodotin（Depatux-M）是一种由针对活化 EGFR 的抗体（ABT-806）结合毒素单甲基奥瑞斯汀-F 的复合物。一项 II 期临床试验显示，Depatux-M 与 TMZ 联合治疗 EGFR 扩增的复发胶质母细胞瘤初步效果肯定。然而，Depatux-M 与标准疗法联合用于 EGFR 扩增的新诊断胶质母细胞瘤的 III 期临床试验，却因治疗无效而提前终止，研究者在中期分析中未观察到试验组任何生存获益。在一系列的 II/III 期临床试验中，其他 RTK-PI3K 通路抑制剂所显示出的疗效也非常有限。一项随机 II 期临床试验证实，与 CCNU 相比，瑞戈非尼（Regorafenib，VEGFR-2 和多激酶靶点抑制剂）可提高复发 GBM 患者的生存率。

　　融合基因/蛋白通常是由染色体易位产生的，并产生了新功能。自首次报道 FGFR3-TACC3 融合基因以来，胶质瘤领域已有多种致癌融合基因的报道。一些临床前期或早期临床试验已经证实，这些融合基因有望成为胶质瘤的治疗靶点。FGFR-TACC 融合基因在 IDH 野生型 II 级或 III 级胶质瘤中的发生比例为 3.5%，在 GBM 中的比例为 2.9%，该融合基因与 IDH 突变和

EGFR扩增互斥，而往往伴随CDK4扩增。既往研究报道FGFR3-TACC3阳性的胶质瘤接受FGFR抑制剂治疗具有一定疗效，目前关于FGFR抑制剂的临床研究正在进行之中。MET融合基因（例如TFG-MET、CLIP2-MET和PTPRZ1-MET）存在于约10%的儿童GBM和约15%的成人继发性GBM患者（PTPRZ1-MET）中，实验研究发现MET抑制剂可抑制异种移植瘤模型中伴有MET融合基因的肿瘤生长，也有临床研究应用MET抑制剂治疗伴有MET融合基因的小儿GBM患者（克唑替尼）和继发性GBM患者（伯瑞替尼），这种药物可导致肿瘤体积缩小并减轻患者症状。GBM中也经常发生EGFR融合基因（EGFR-SEPT14，3.7%；EGFR-PSPH，1.9%），临床前研究发现，EGFR-SEPT14融合基因可激活STAT3信号通路，与EGFR抑制剂的敏感性有关。MGMT融合基因（例如NFYC-MGMT、BTRC-MGMT和SAR1A-MGMT）在复发GBM中也有报道，这与肿瘤克隆进化有关，也可作为潜在治疗靶点。

IDH1/2基因突变在胶质瘤中较为常见，大多数低级别胶质瘤都伴有IDH1 R132和IDH2 R172位点的突变。IDH1突变后导致2-羟基戊二酸的合成，该代谢产物可通过调节细胞死亡、表观基因组和细胞代谢对肿瘤产生重大影响。在临床前研究中，已证实多种

IDH1/IDH2抑制剂可发挥肿瘤抑制作用。在一项I期临床试验研究中，对于IDH突变的进展性胶质瘤患者接受依维替尼（AG-120）药物治疗，可抑制增强部分肿瘤的生长并延长患者PFS，同时该药物具有良好的安全性。对于这些IDH1/IDH2抑制剂（例如AG-120、AG-221、AG-881、BAY1436032和DS-1001b）的临床安全性尚处于临床前期研究阶段，但后续的临床试验将会提供更多关于药物安全性和毒性反应的临床信息。

尽管目前关于恶性胶质瘤的靶向治疗尚未显示出明显的生存获益，但采取标准治疗方案与新型治疗方法相整合的多模式治疗，可能会改善胶质瘤患者的生存预后和生活质量。

第三节　免疫治疗

目前针对GBM的免疫治疗方法包括肿瘤疫苗接种、溶瘤病毒、免疫检查点抑制剂和CAR-T细胞治疗等。通过诱导胶质瘤患者主动的免疫微环境，并增强其适应性免疫系统的抗胶质瘤活性，接种疫苗被认为是一条希望之路。疫苗接种依赖于适应性免疫系统对肿瘤抗原的处理、提呈、识别和攻击等免疫过程，相关的肿瘤抗原主要包括胶质瘤特异性相关肽和肿瘤溶解产物等。目前EGFRvⅢ、IDH1-R132H、TERT等变异蛋白相关的疫苗研究，已经完成或正在进行Ⅱ/Ⅲ期临床试验。一项关于EGFRvⅢ疫苗的大规模Ⅲ期临床试验（n=745，ACT Ⅳ，NCT01480479）证实相关疫苗效果并不理想，但另外一些Ⅱ期临床试验（ACTI-VATe，NCT00643097；HeatShock，NCT00905060）则显示疫苗接种组患者有显著生存优势。

溶瘤病毒利用靶细胞中抑癌基因的失活或缺陷选择性地感染肿瘤细胞，在其内大量复制并最终摧毁肿瘤细胞。同时它还能激发免疫反应，吸引更多免疫细胞来继续杀死残余癌细胞。一项Ⅱ期临床试验（BrTK02，NCT00589875）显示溶瘤病毒治疗能够使胶质瘤患者显著获益。但迄今为止，尚无针对溶瘤病毒治疗的大规模Ⅲ期临床试验。最近一项关于重组脊髓灰质炎病毒（PVSRIPO）治疗复发性GBM的研究表明，接受PVSRIPO治疗的患者其2年和3年存活率均高于对照组。

免疫检查点抑制剂是免疫检查点的抗体，可减少免疫检查点对T细胞活化的负性调节，从而增强T细胞的肿瘤杀伤作用。过去几年中，免疫检查点抑制剂已在某些癌症中取得了重大突破。胶质母细胞瘤中免疫检查点PD-1/PD-L1呈高表达状态，然而，利用免疫检查点抑制剂治疗新诊断和复发GBM的临床试验结果并不令人满意。例如，PD-1抑制剂Nivolumab用于治疗复发GBM（CheckMate-143）和MGMT未甲基化的新诊断GBM（CheckMate-498），该两项Ⅲ期临床试验结果均为阴性。近期研究关于Nivolumab联合贝伐单抗治疗复发GBM的Ⅲ期临床试验也表明，患者整体生存期并未明显改善。然而，两项最新研究采用术前PD-1抑制剂新辅助治疗方案，结果显示复发GBM患者具有良好的局部免疫反应，并且生存率也有所改善。

嵌合抗原受体（CAR）T细胞疗法使用表达嵌合抗原受体的工程化T细胞，这些T细胞含有针对T细胞活化域的抗体的抗原识别域。最近的一项病例研究报道，患有复发多灶性胶质母细胞瘤的患者在接受了IL13Rα2 CAR-T细胞治疗后，颅内和脊髓内的所有肿瘤病灶均有不同程度消退，这种临床反应持续了7.5个月，而且未观察到3级以上的毒性作用。目前，多种肿瘤标志物已经作为CAR-T细胞的靶标用于胶质瘤的治疗，例如EGFRvⅢ、HER2、EphA2、CD70、GD2和B7H3等。相关临床试验表明，CAR-T细胞可浸润到肿瘤组织中并被激活，继而发挥作用。尽管当前用于胶质瘤的免疫治疗结果令人失望，然而，应用免疫联合疗法并在微环境中逆转局部免疫抑制可能是未来更有希望的治疗策略。

—— 第六章 ————————————————

康复及缓和治疗

脑胶质瘤患者术后大多存在不同程度的生理功能和社会心理方面的障碍，这些障碍限制了患者的日常活动和社会参与度，降低了患者的生活质量。合理适度的康复治疗能够有效降低脑胶质瘤相关致残率，是脑胶质瘤临床管理中不可或缺的重要环节。此外，脑胶质瘤患者在整个疾病发展过程中需要全面的缓和治疗（palliative care），适当的缓和治疗可以有效减轻脑胶质瘤患者的症状负担，并改善患者（特别是终末期患者）及看护人员的生活质量。以上两类治疗的临床管理同样需要脑胶质瘤治疗团队的关注。

第一节 常见康复治疗策略

脑胶质瘤患者康复治疗涉及多学科跨领域的合作，需要遵循集体协同的工作模式，其康复治疗策略涵盖范围也较广，具体如下：

1 运动障碍治疗

脑胶质瘤患者的运动功能障碍并非一定由胶质瘤

本身造成，也可能是也可能是手术切除、放疗以及化疗的并发症。其康复治疗以运动疗法为主，包括正确体位的摆放、关节活动度练习、肌力训练、耐力训练、神经肌肉促进技术训练、平衡及协调性训练、步态训练和呼吸训练等。运动疗法的时机、种类、强度以及持续时间应当与患者的临床状态相符。

对于身体条件能支持正常锻炼的胶质瘤患者，包括美国运动医学学院（The American College of Sports Medicine）、美国癌症协会（American Cancer Society）以及英国运动与运动科学协会（British Association of Sport and Exercise Science）的各专家组织建议每周进行至少150分钟的中等强度或75分钟的高等强度有氧运动，并进行两组主要肌群的强化锻炼。

此外，基于脑功能拓扑网络学说，针对部分术后出现运动功能障碍的患者，可采用经颅磁刺激的方式，对重要的功能网络节点进行刺激，促进这些重要节点的功能重塑，加快脑功能拓扑网络结构的恢复，缩短患者术后一过性功能障碍的持续时间，减少永久性功能障碍发生率。

2 感觉障碍治疗

在脑胶质瘤患者中，感觉障碍通常是由包括初级感觉皮质在内的体感通路的直接损伤引起的。例如，化疗诱导的神经病变可能伴有严重的本体感觉丧失，使患者无法正常行走或进食。在有效治疗原发肿瘤或停用引起并发症的化疗药物后，感觉障碍可能会得到明显缓解或改善。患有感觉障碍的患者需要接受适当的康复治疗以防止其感觉功能进行性下降，物理疗法通常是针对患者的静态姿势、转移和步态进行训练，并鼓励患者更多的依赖视觉而不是感觉去感知周围环境。此外，可以训练患者在行走和上下楼梯时使用拐杖一类的辅助设备，通过手持辅助设备接受的触觉刺激可以补偿其下肢本体感觉敏锐度的降低。

3 言语-语言障碍治疗

言语-语言障碍包括构音障碍及失语症等，需要根据患者言语-语言评定的结果分别采用促进言语功能恢复的训练和非言语交流方式的使用训练。前者包括语音训练、听觉理解能力训练、口语表达训练等，后者包括手势语、画图、交流板、交流手册及电脑交流装置使用训练。

4 吞咽障碍治疗

约2/3（63%）的脑肿瘤患者在早期康复治疗中会出现吞咽障碍，吞咽障碍通常都会逐渐改善，50%的患者在出院时可以恢复正常饮食。吞咽障碍的康复治疗策略主要包括营养摄入途径的改变、促进吞咽功能恢复的康复训练、食物性状和进食体位的调整、吞咽康复相关的康复护理和教育四个方面。

5 认知障碍治疗

脑胶质瘤及其相关治疗可以导致认知功能的跨领域损害，并可能影响患者的生活质量。认知障碍可由胶质瘤本身、胶质瘤相关癫痫、治疗（手术、放疗、抗癫痫药物、化疗或应用皮质类固醇药物）以及心理因素引起，多表现为记忆缺陷（主要是工作记忆）、执行功能、注意力、定向力和视空间功能障碍等。认知康复是基于大脑的神经可塑性原则的一种康复治疗，旨在改善各类认知领域，如注意力、记忆、语言和执行/控制方面的功能。既往研究已证实，规范的认知康复有助于脑胶质瘤患者认知功能的改善。认知康复治疗的内容主要包括增强对认知缺损认识和理解的教育、减少认知缺损所造成影响的适应性治疗及针对认知缺损的修复性治疗，其中适应性和修复性治疗应以患者的生活方式和工作需要为导向。

6 心理治疗

针对脑胶质瘤患者出现的焦虑和抑郁，可通过心理干预的方法来缓解和消除。对于中、重度焦虑或抑郁患者可酌情给予抗焦虑和抑郁的药物。同时应兼顾对患者的家属、护工的心理支持和教育。

7 作业治疗

作业治疗是指以应用与日常生活、工作有关的各种作业活动或工艺过程中的某个运动环节作为训练方式，以最终提高患者在生活自理、工作及休闲活动上的独立能力为目的的治疗方法。主要包括维持日常生活所必需的基本作业治疗、创造价值的作业治疗、消遣性或文娱性作业治疗、教育性作业治疗及辅助支具使用训练等。

8 康复工程

对于脑胶质瘤患者的肢体无力和平衡障碍，可以通过康复工程制作各种辅助器具，以改善患者的日常生活能力。如：用佩戴踝足矫形器来改善足下垂，用宽基底的四脚杖、标准助行器或半助行器来增加支撑面从而降低步行或站立时的跌倒风险等。

9 药物治疗

患者康复治疗过程中出现肢体痉挛或疼痛、肺部及尿路感染、抑郁或焦虑等症状时，酌情使用一些对症药物是很有必要的。但与此同时，应当慎重使用对症支持性药物，因为这些药物可能是导致认知功能障碍的潜在原因。此外，不建议基于预防或治疗认知功能下降的原因对脑胶质瘤患者进行相关药物治疗。

10 祖国传统医学和其他康复治疗

也可选择针灸、推拿和拳操用于脑胶质瘤患者的康复。患者在手术前后、放疗或化疗期间，应给予充分的营养支持和护理。

第二节 脑胶质瘤患者的缓和治疗

缓和治疗，旧称"姑息治疗"，是给予生存期有限的患者（包括恶性肿瘤以及非肿瘤患者，如恶性肿瘤被确诊为晚期时、慢性充血性心力衰竭晚期、慢性阻塞性肺疾病末期等）及家属全面的综合治疗和照护，尽力保障终末期患者的生存质量，同时也帮助其家属渡过这一艰难时期的治疗形式。缓和治疗的主要目的不是延长生命或治愈疾病，而是减轻患者症状，维持或改善其功能和生活质量。世界卫生组织指出，缓和治疗"应在疾病早期，与其他旨在延长生命的疗法结合使用"。由于大多数脑胶质瘤患者无法治愈，因此缓和治疗在这一患者群体中显得尤为重要，特别是在生命终末期阶段。根据欧洲神经肿瘤协会（EANO）在 2017 年发布的胶质瘤患者缓和治疗指南，生命终末期被定义为临终前的最后3个月。

1 缓和治疗的基本原则

临床医师在进行缓和治疗的过程中需注意以下基本原则：

（1）以患者为中心，而非以患者家属为中心。

（2）关注患者的意愿、舒适和尊严，而非首先考虑患者家属的意愿、舒适和尊严。

（3）不以治愈疾病为焦点，因为需要缓和治疗的疾病基本已被认定难以甚至无法治愈。

（4）接受不可避免的死亡，除了患者本人及家属，医务人员更需要学会接受死亡接近的事实，并做出积极的应对和准备，而非试图以"先进的医疗科技手段"抗拒死亡。

（5）不加速也不延缓死亡，不应该使用药物加速患者死亡（如安乐死），也不应该对死亡进程已经无法逆转的患者使用各种手段试图延缓其死亡进程。死亡是自然的过程，应该得到尊重，而非"用科技对抗"。

2 缓和治疗过程中的症状管理

症状控制是缓和治疗的基础和核心内容。减轻症状，尽可能让患者保持身体上的舒适，是在心理、社会等其他层面对患者进行照顾的基础。胶质瘤患者根据疾病性质、部位、治疗等的不同，其临床症状也具有较强的个体差异。其中头痛、癫痫、静脉血栓、疲劳、情绪和行为障碍是常见的问题。对症处理是帮助终末期患者的第一步，对症处理的方案需要随患者病情变化不断调整，直至达到最佳效果。

3 脑胶质瘤患者生命终末期的护理

（1）谵妄。大多数脑胶质瘤患者在疾病终末阶段会出现意识障碍，在临终前3个月，71%的患者中可观察到意识障碍，而在临终前1周，该比例会上升到95%。有研究显示奥氮平、利培酮、阿立哌唑和氟哌啶醇对治疗谵妄都有较好的效果。然而近期有更高级的循证医学证据表明，利培酮和氟哌啶醇对接受缓和治疗患者的谵妄症状并无显著效果。对于出现谵妄症状的脑胶质瘤患者，首先应尝试明确其谵妄的潜在原因并予以对因治疗，如谵妄仍难以控制，可尝试用低剂量氟哌啶醇治疗。

（2）营养与呼吸支持。吞咽困难是脑胶质瘤患者生命终末期最常见的症状之一。吞咽困难会影响患者进食、进水、口服药物。此外，由于唾液吞咽困难，还会导致误吸，使患者出现呼吸系统症状。目前来看，在脑胶质瘤患者生命终末阶段，肠外营养和补液并不能使其明显获益，而伴发的呼吸系统症状也并无行之有效的治疗药物。

（3）预立治疗规划。预立治疗规划是医师与患者为其即将到来的生命终末期制订医疗护理目标的过程。对脑胶质瘤患者来说，由于认知障碍、精神错乱、沟通困难、意识丧失以及神经症状的快速发展，患者参与治疗决策的能力会不断下降。预立治疗规划有助于改善患者的疾病管理，提高终末期医护工作的质量，提高患者及家属的满意度，并降低患者家属的压力、焦虑和抑郁情绪。

（4）医患沟通与组织工作。医务人员有义务告知患者及家属，面对"终点"的选项并不是唯一。使患者及家属有选择的机会，除了在重症监护病房（ICU）接受气管插管/心脏按压/电击等有创救治措施，还可选择不采用有创救治措施、尽量减轻患者离去时的痛苦。患者及家属有权利知道如何让自己或亲人尽量少痛苦地离去。医务人员可以组织患者家属进行讨论，围绕相关问题进行沟通，无论最终作何选择，医务人员的工作基本都能获得患者及家属的认可。

[1] 国家卫生健康委员会医政医管局. 脑胶质瘤诊疗规范（2018年版）[J]. 中华神经外科杂志，2019年3月，35（3）：217-39.

[2] PATEL A P，FISHER J L，NICHOLS E，et al. Global，regional，and national burden of brain and other CNS cancer，1990 - 2016：a systematic analysis for the Global Burden of Disease Study 2016 [J]. The Lancet Neurology，2019，18（4）：376-93.

[3] JIANG T，TANG G F，LIN Y，et al. Prevalence estimates for primary brain tumors in China：a multi-center cross-sectional study [J]. Chin Med J（Engl），2011，124（17）：2578-83.

[4] OSTROM Q T，CIOFFI G，WAITE K，et al. CBTRUS Statistical Report：Primary Brain and Other Central Nervous System Tumors Diagnosed in the United States in 2014-2018 [J]. Neuro Oncol，2021，23（12 Suppl 2）：iii1-iii105.

[5] SUCHORSKA B，GIESE A，BICZOK A，et al. Identification of time-to-peak on dynamic 18F-FET-PET as a prognostic marker specifically in IDH1/2 mutant diffuse astrocytoma [J]. Neuro Oncol，2018，20（2）：279-88.

[6] LOUIS D N，WESSELING P，PAULUS W，et al. cIMPACT-NOW update 1：Not Otherwise Specified（NOS）and Not Elsewhere Classified（NEC）[J]. Acta Neuropathol，2018，135（3）：481-4.

[7] LOUIS D N，GIANNINI C，CAPPER D，et al. cIMPACT-NOW update 2：diagnostic clarifications for diffuse midline glioma，H3 K27M-mutant and diffuse astrocytoma/anaplastic astrocytoma，IDH-mutant [J]. Acta Neuropathol，2018，135（4）：639-42.

[8] BRAT D J, ALDAPE K, COLMAN H, et al. cIMPACT-NOW update 3: recommended diagnostic criteria for "Diffuse astrocytic glioma, IDH-wildtype, with molecular features of glioblastoma, WHO grade IV" [J]. Acta Neuropathol, 2018, 136 (5): 805-10.

[9] ELLISON D W, HAWKINS C, JONES D T W, et al. cIMPACT-NOW update 4: diffuse gliomas characterized by MYB, MYBL1, or FGFR1 alterations or BRAF (V600E) mutation [J]. Acta Neuropathol, 2019, 137 (4): 683-7.

[10] BRAT D J, ALDAPE K, COLMAN H, et al. cIMPACT-NOW update 5: recommended grading criteria and terminologies for IDH - mutant astrocytomas [J]. Acta Neuropathol, 2020, 139 (3): 603-8.

[11] LOUIS D N, WESSELING P, ALDAPE K, et al. cIMPACT-NOW update 6: new entity and diagnostic principle recommendations of the cIMPACT-Utrecht meeting on future CNS tumor classification and grading [J]. Brain Pathol, 2020, 30 (4): 844-56.

[12] ELLISON D W, ALDAPE K D, CAPPER D, et al. cIMPACT-NOW update 7: advancing the molecular classification of ependymal tumors [J]. Brain Pathol, 2020.

[13] 《中国中枢神经系统胶质瘤诊断与治疗指南》（编写组）. 中国中枢神经系统胶质瘤诊断与治疗指南（2015）[J]. 中华医学杂志, 2016, 96 (7).

[14] HU H, MU Q, BAO Z, et al. Mutational Landscape of Secondary Glioblastoma Guides MET-Targeted Trial in Brain Tumor [J]. Cell, 2018.

[15] JIANG T, NAM D H, RAM Z, et al. Clinical practice guidelines for the management of adult diffuse gliomas [J]. Cancer Lett, 2020.

[16] WELLER M, VAN DEN BENT M, PREUSSER M, et al.

EANO guidelines on the diagnosis and treatment of diffuse gliomas of adulthood [J]. Nat Rev Clin Oncol，2021，18（3）：170-86.

[17] APPAY R，DEHAIS C，MAURAGE C A，et al. CDKN2A homozygous deletion is a strong adverse prognosis factor in diffuse malignant IDH-mutant gliomas [J]. Neuro Oncol，2019，21（12）：1519-28.

[18] SHIRAHATA M，ONO T，STICHEL D，et al. Novel，improved grading system（s）for IDH-mutant astrocytic gliomas [J]. Acta Neuropathol，2018，136（1）：153-66.

[19] 中国脑胶质瘤协作组.唤醒状态下切除脑功能区胶质瘤手术技术指南（2018版）[J]. 中国微侵袭神经外科杂志，2018，23（08）：383-8.

[20] 中国医师协会脑胶质瘤专业委员会.胶质瘤多学科诊治（MDT）中国专家共识 [J]. 中华神经外科杂志，2018，34（02）：113-8.

[21] 江涛、王引言，方晟宇.全面解析运动功能网络的拓扑性质与保护机制 [J]. 中华神经外科杂志，2020，36（02）：109-11.

[22] ALTIERI R，MELCARNE A，DI PERNA G，et al. Intra-Operative Ultrasound：Tips and Tricks for Making the Most in Neurosurgery [J]. Surg Technol Int，2018，33：353-60.

[23] FANG S，BAI H X，FAN X，et al. A Novel Sequence：ZOOMit-Blood Oxygen Level-Dependent for Motor-Cortex Localization [J]. Neurosurgery，2020，86（2）：E124-E32.

[24] LI L，WANG Y，LI Y，et al. Role of molecular biomarkers in glioma resection：a systematic review [J]. Chin Neurosurg J，2020，6：18.

[25] LU C F，HSU F T，HSIEH K L，et al. Machine Learning-Based Radiomics for Molecular Subtyping of Gliomas [J]. Clin Cancer Res，2018，24（18）：4429-36.

[26] KORIYAMA S, NITTA M, KOBAYASHI T, et al. A surgical strategy for lower grade gliomas using intraoperative molecular diagnosis [J]. Brain Tumor Pathol, 2018, 35 (3): 159-67.

[27] DING X, WANG Z, CHEN D, et al. The prognostic value of maximal surgical resection is attenuated in oligodendroglioma subgroups of adult diffuse glioma: a multicenter retrospective study [J]. J Neurooncol, 2018.

[28] WIJNENGA M M J, FRENCH P J, DUBBINK H J, et al. The impact of surgery in molecularly defined low-grade glioma: an integrated clinical, radiological, and molecular analysis [J]. Neuro Oncol, 2018, 20 (1): 103-12.

[29] MOLINARO A M, HERVEY-JUMPER S, MORSHED R A, et al. Association of Maximal Extent of Resection of Contrast-Enhanced and Non-Contrast-Enhanced Tumor With Survival Within Molecular Subgroups of Patients With Newly Diagnosed Glioblastoma [J]. JAMA oncology, 2020, 6 (4): 495-503.

[30] LIU Y, LI Y, WANG P, et al. High-dose radiotherapy in newly diagnosed low-grade gliomas with nonmethylated O (6) -methylguanine-DNA methyltransferase [J]. Radiat Oncol, 2021, 16 (1): 157.

[31] LIU Y, LIU S, LI G, et al. Association of high-dose radiotherapy with improved survival in patients with newly diagnosed low-grade gliomas [J]. Cancer, 2021, Online ahead of print.

[32] National Comprehensive Cancer Network. NCCN Clinical Practice Guidelines in Oncology: Central Nervous System Cancers (Version 1.2018) [J]. 2018.

[33] INTERGROUP RADIATION THERAPY ONCOLOGY GROUP T, CAIRNCROSS G, BERKEY B, et al. Phase III trial of chemotherapy plus radiotherapy compared with radiotherapy alone for pure and mixed anaplastic oligodendroglioma: Inter-

group Radiation Therapy Oncology Group Trial 9402 [J]. J Clin Oncol，2006，24（18）：2707-14.

[34] VAN DEN BENT M J，TESILEANU C M S，WICK W，et al. Adjuvant and concurrent temozolomide for 1p/19q non-co-deleted anaplastic glioma（CATNON；EORTC study 26053-22054）：second interim analysis of a randomised，open-label，phase 3 study [J]. Lancet Oncol，2021，22（6）：813-23.

[35] BELL E H，ZHANG P，FISHER B J，et al. Association of MGMT Promoter Methylation Status With Survival Outcomes in Patients With High-Risk Glioma Treated With Radiotherapy and Temozolomide：An Analysis From the NRG Oncology / RTOG 0424 Trial [J]. JAMA oncology，2018，4（10）：1405-9.

[36] LIANG S，FAN X，ZHAO M，et al. Clinical practice guidelines for the diagnosis and treatment of adult diffuse glioma-related epilepsy [J]. Cancer medicine，2019，8（10）：4527-35.

[37] TAN A C，ASHLEY D M，LOPEZ G Y，et al. Management of glioblastoma：State of the art and future directions [J]. CA Cancer J Clin，2020，70（4）：299-312.

[38] 邓婷婷，王云启，许康. 脑复康方改善神经胶质瘤术后的疗效及安全性观察 [J]. 肿瘤药学，2019，9（02）：308-11.

[39] 黄子明，马玉杰，曹海红，等. 中药复方在脑瘤治疗中的临床应用与实验研究进展 [J]. 辽宁中医杂志，2021，48（01）：198-202.

[40] 王维，张路阳，赵子龙，等. 刺芒柄花素抑制胶质瘤细胞的增殖和迁移 [J]. 现代肿瘤医学，2018，26（23）：3735-9.

[41] 马鹏举，李祥生，汲乾坤，等. 柴胡皂甙 d 上调 CDKN1B 抑制脑胶质瘤细胞增殖的机制研究 [J]. 中医药信息，2019，

36（01）：5-10.

[42] 海岳东，白爽，王育民，等.蒙药乌力地格抑制胶质瘤裸鼠移植瘤生长的研究 [J]. 中国实验诊断学，2018，22（11）：1981-5.

[43] 张炜，全昆，宋祖琪，等.山奈酚抑制EMT阻断神经胶质瘤细胞侵袭和转移 [J]. 时珍国医国药，2020，31（05）：1097-101.

[44] 白若冰，荔志云，任海军.中医中药在脑胶质瘤治疗中的作用研究 [J]. 2018，31（1）：134-7.

[45] DONO A，MITRA S，SHAH M，et al. PTEN mutations predict benefit from tumor treating fields（TTFields）therapy in patients with recurrent glioblastoma [J]. J Neurooncol，2021.

[46] CANCER GENOME ATLAS RESEARCH N. Comprehensive genomic characterization defines human glioblastoma genes and core pathways [J]. Nature，2008，455（7216）：1061-8.

[47] VAN DEN BENT M，EOLI M，SEPULVEDA J M，et al. INTELLANCE 2/EORTC 1410 randomized phase II study of Depatux-M alone and with temozolomide vs temozolomide or lomustine in recurrent EGFR amplified glioblastoma [J]. Neuro Oncol，2020，22（5）：684-93.

[48] LASSMAN A，PUGH S，WANG T，et al. ACTR-21. A RANDOMIZED，DOUBLE-BLIND，PLACEBO-CONTROLLED PHASE 3 TRIAL OF DEPATUXIZUMAB MAFODOTIN（ABT-414）IN EPIDERMAL GROWTH FACTOR RECEPTOR（EGFR）AMPLIFIED（AMP）NEWLY DIAGNOSED GLIOBLASTOMA（nGBM）[J]. Neuro Oncol，2019，21（Supplement_6）：vi17-vi.

[49] CHINNAIYAN P，WON M，WEN P Y，et al. A randomized phase II study of everolimus in combination with chemoradiation in newly diagnosed glioblastoma：results of NRG Oncology RTOG 0913 [J]. Neuro Oncol，2018，20（5）：666-73.

[50] LOMBARDI G, DE SALVO G L, BRANDES A A, et al. Regorafenib compared with lomustine in patients with relapsed glioblastoma（REGOMA）: a multicentre, open-label, randomised, controlled, phase 2 trial [J]. Lancet Oncol, 2019, 20（1）: 110-9.

[51] DI STEFANO A L, PICCA A, SARAGOUSSI E, et al. Clinical, molecular, and radiomic profile of gliomas with FGFR3-TACC3 fusions [J]. Neuro Oncol, 2020, 22（11）: 1614-24.

[52] BAO Z S, CHEN H M, YANG M Y, et al. RNA-seq of 272 gliomas revealed a novel, recurrent PTPRZ1-MET fusion transcript in secondary glioblastomas [J]. Genome Res, 2014.

[53] MELLINGHOFF I K, ELLINGSON B M, TOUAT M, et al. Ivosidenib in Isocitrate Dehydrogenase 1-Mutated Advanced Glioma [J]. J Clin Oncol, 2020, 38（29）: 3398-406.

[54] KARPEL-MASSLER G, NGUYEN T T, SHANG E, et al. Novel IDH1-Targeted Glioma Therapies [J]. CNS Drugs, 2019, 33（12）: 1155-66.

[55] 中国医师协会脑胶质瘤专业委员会，上海市抗癌协会神经肿瘤分会. 中国中枢神经系统胶质瘤免疫和靶向治疗专家共识（第二版）[J]. 中华医学杂志，2020，100（43）: 3388-96.

[56] DESJARDINS A, GROMEIER M, HERNDON J E, 2ND, et al. Recurrent Glioblastoma Treated with Recombinant Poliovirus [J]. N Engl J Med, 2018, 379（2）: 150-61.

[57] REARDON D A, BRANDES A A, OMURO A, et al. Effect of Nivolumab vs Bevacizumab in Patients With Recurrent Glioblastoma: The CheckMate 143 Phase 3 Randomized Clinical Trial [J]. JAMA oncology, 2020, 6（7）: 1003-10.

[58] CLOUGHESY T F, MOCHIZUKI A Y, ORPILLA J R, et al. Neoadjuvant anti-PD-1 immunotherapy promotes a survival benefit with intratumoral and systemic immune responses in re-

current glioblastoma [J]. Nat Med，2019，25（3）：477-86.

[59] SCHALPER K A，RODRIGUEZ-RUIZ M E，DIEZ-VALLE R，et al. Neoadjuvant nivolumab modifies the tumor immune microenvironment in resectable glioblastoma [J]. Nat Med，2019，25（3）：470-6.

[60] ZHAI Y，LI G，JIANG T，et al. CAR-armed cell therapy for gliomas [J]. Am J Cancer Res，2019，9（12）：2554-66.

[61] 樊代明. 整合肿瘤学·临床卷[M]. 北京：科学出版社，2021.

[62] ANDREJEVA J，VOLKOVA O V. Physical and Psychological Rehabilitation of Patients with Intracranial Glioma [J]. Prog Neurol Surg，2018，31：210-28.

[63] 樊代明. 整合肿瘤学·基础卷[M]. 西安：世界图书出版西安有限公司，2021.